DU TRAITEMENT

DE LA

CYSTITE BLENNORRHAGIQUE

DU COL DE LA VESSIE

PAR LES INSTILLATIONS DE SOLUTIONS ARGENTIQUES

Par Louis CAZES

DOCTEUR EN MÉDECINE

MONTPELLIER

TYPOGRAPHIE ET LITHOGRAPHIE BOEHM ET FILS

ÉDITEURS DU MONTPELLIER MÉDICAL

IMPRIMEURS DE LA GAZETTE HEBDOMADAIRE DES SCIENCES MÉDICALES

1884

DU TRAITEMENT

DE LA

CYSTITE BLENNORRHAGIQUE

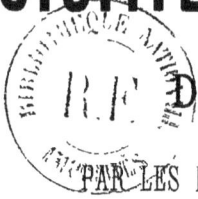

DU COL DE LA VESSIE

PAR LES INSTILLATIONS DE SOLUTIONS ARGENTIQUES

Par Louis CAZES

DOCTEUR EN MÉDECINE.

MONTPELLIER

TYPOGRAPHIE ET LITHOGRAPHIE BOEHM ET FILS

ÉDITEURS DU MONTPELLIER MÉDICAL

IMPRIMEURS DE LA GAZETTE HEBDOMADAIRE DES SCIENCES MÉDICALES

1884

INTRODUCTION

DIVISION DU SUJET.

Ce n'est pas sans une certaine hésitation que nous avons choisi comme sujet de notre Thèse inaugurale : *Du traitement de la cystite blennorrhagique du col de la vessie par les instillations de solutions argentiques*. Ce mode thérapeutique de la cystite n'est pas employé par les chirurgiens de Montpellier, nos Maîtres, et pendant le cours de nos études nous ne l'avons vu pratiqué que par M. le professeur agrégé Tédenat.

La cautérisation profonde du canal de l'urèthre n'est cependant pas de date récente. Déjà en 1823 un illustre chirurgien de cette École, le professeur Lallemand, portait le nitrate d'argent dans la région prostatique pour modifier l'uréthrite chronique profonde, et Tillaux, à Paris, se sert du même procédé dans les cas d'inflammation chronique rebelle du col de la vessie.

Dès 1867, Guyon présentait à l'Académie de Médecine et de Chirurgie, en même temps qu'un Mémoire sur la matière, l'instrument qui lui a servi depuis, et que nous avons nous-même employé pour faire les instillations. C'est surtout entre les mains de ce chirurgien que la cautérisation du col a donné les meilleurs résultats. Pouliot, un de ses élèves, sur douze cas de cystite aiguë traités par les instillations, a eu deux améliorations et dix guérisons.

Nous-même, dans les cinq cas que nous avons observés, nous avons constaté quatre guérisons et une amélioration notable.

Les faits que nous citons, nous les avons observés nous-même. Nous avons vu les malades pendant toute la durée de leur séjour à l'hôpital; c'est ainsi que nous avons pu nous rendre compte *de visu* des bons résultats des injections au nitrate d'argent.

Aussi osons-nous espérer que nos Juges voudront bien nous pardonner les nombreuses imperfections de notre Thèse, en considération du travail personnel auquel nous nous sommes livré.

Qu'il nous soit permis, en terminant, de remercier M. le professeur agrégé Tédenat pour la bienveillance qu'il nous a toujours témoignée et pour les savants conseils qu'il nous a prodigués.

Nous entrerons en matière par une chapitre sur l'Anatomie du col de la vessie. Puis nous passerons tour à tour en revue l'Étiologie et la Pathogénie, la Symptomatologie, le Diagnostic et le Pronostic de la cystite du col.

Une seconde partie sera réservée au Traitement.

DU TRAITEMENT

DE LA

CYSTITE BLENNORRHAGIQUE

DU COL DE LA VESSIE

PAR LES INSTILLATIONS DE SOLUTIONS ARGENTIQUES

ANATOMIE DE LA RÉGION.

Avant d'aborder l'étude de la maladie que l'on désigne sous le nom de Cystite du col, nous croyons utile de porter un moment notre attention sur la région où se localise plus spécialement l'uréthrite chronique.

Cette étude nous paraît d'autant plus indispensable que, nous servant de la cautérisation comme moyen thérapeutique, il importe de bien préciser le lieu sur lequel doit agir un agent de traitement aussi énergique que le nitrate d'argent.

Le col de la vessie a fait l'objet de nombreuses discussions parmi les anatomistes.

Caudemont décrit en effet un muscle orbiculaire allant de la vessie au collet du bulbe.

Pour Jarjavay et quelques auteurs, le sphincter uréthro-vésical serait parfaitement distinct. Il serait constitué par le faisceau postérieur de l'orbiculaire de l'urèthre contigu en avant du faisceau intra-prostatique de ce

2

muscle, en rapport en arrière avec les fibres antérieures du trigone qui se relèvent sur les parties antérieures et latérales de la vessie.

Dolbeau admet deux sphincters complètement distincts : l'un interne, composé des fibres décrites par Jarjavay ; l'autre externe et séparé du précédent.

Pour Sappey [1], « le sphincter de la vessie revèt la forme d'un large anneau qui embrasse tout le tiers postérieur de la région prostatique du canal de l'urèthre, compòsé de fibres musculaires lisses groupées en un seul corps. C'est un anneau musculaire puissant qui appartient, non pas à la vessie, mais à la partie prostatique de l'urèthre ».

M. le professeur agrégé Tédenat nous disait dans une de ses cliniques, à l'hôpital Saint-Éloi, qu'en chirurgie le vrai col de la vessie commençait au collet du bulbe.

M. Guyon [2] considère le sphincter de la vessie constitué par le muscle orbiculaire de l'urèthre.

Pour lui, le col de la vessie commence au niveau du ligament de Carcassonne; son opinion est basée sur des faits tirés non seulement de l'anatomie, mais surtout de la physiologie et de l'anatomie pathologique.

En effet, avec l'explorateur à boule n° 15 ou 16, on peut arriver sans obstacle et sans faire éprouver de douleur au malade, jusqu'à la région membraneuse. A ce niveau, l'explorateur est arrêté et le sujet accuse une sensibilité, et, en poussant l'instrument sans brusquerie, l'opérateur sent parfaitement que l'explorateur se trouve pressé de tous côtés dans une certaine étendue, et la sensibilité éprouvée par le malade s'exagère pendant le passage de l'instrument à travers la région membraneuse. En même temps il y a besoin d'uriner. Aussitôt que le sphincter membraneux est dépassé et que l'on arrive à la région prostatique, la douleur cesse, l'instrument redevient libre et pénètre dans la vessie sans éprouver de nouvel arrêt, à moins qu'il n'y ait contracture du muscle décrit par Sappey au niveau du col de la vessie.

Si l'on injecte un liquide quelconque dans l'urèthre, alors que la boule de

[1] Sappey ; Anatomie descriptive, 3e édit., tom. IV, 2e partie.
[2] Guyon ; Leçons cliniques sur les maladies des voies urinaires.

l'explorateur perforé a franchi le pont étroit et sensible dont nous avons parlé, le liquide ne paraît pas au méat urinaire lorsque le cathéter est retiré.

Si l'injection est faite en avant du sphincter membraneux, le liquide est rejeté même avant que l'instrument soit enlevé.

Que l'on cathétérise un sujet ayant un pressant besoin d'uriner, la sonde a à peine franchi la portion membraneuse de l'urèthre que l'urine s'écoule au dehors.

Tels sont les faits cliniques sur lesquels s'appuie M. Guyon pour dire que « le col du réservoir urinaire se prolonge jusqu'au ligament de Carcassonne [1] ».

Est-ce à dire que le sphincter vésical, si bien décrit par M. Sappey, ne joue aucun rôle dans les actes morbides qui se passent dans la région prostatique ?

Assurément non. Le spasme du sphincter vésical, dans la cystite, a une très grande importance. C'est lui qui explique ces pissotements des malades atteints d'une inflammation de cette région ; c'est lui qui donne la raison de l'hématurie qui suit la miction ; ce sont ses contractions qui froissent la muqueuse du canal, boursouflée et ramollie par l'inflammation, et l'exulcèrent.

Nous avons cru devoir insister sur ce que l'on entend par col de la vessie, dans le but non seulement de bien connaître la région sur laquelle porte l'inflammation chronique blennorrhagique, mais aussi dans celui de préciser quel était le point de l'urèthre où devaient se faire les instillations au nitrate d'argent.

[1] Guyon ; *loc. cit.*

ÉTIOLOGIE ET PATHOLOGIE.

Le titre seul de notre ouvrage indique assez que, dans l'espèce, la blennorrhagie est la cause primitive et essentielle de la maladie que nous étudions. Mais à quelle époque et comment agit cette cause ? La cystite n'est-elle qu'une complication de la blennorrhagie, ou bien une propagation de cette maladie ? Ce sont autant de questions que nous allons essayer de résoudre.

Habituellement, la blennorrhagie s'arrête au cul-de-sac du bulbe. Quand elle l'atteint, étant à l'état aigu, le malade éprouve des besoins d'uriner assez fréquents, liés à la congestion de la région membrano-prostatique. Quand l'inflammation dépasse le collet du bulbe, alors surviennent tantôt l'épididymite, tantôt la vésiculite, la prostatite, la cystite du col. Certaines diathèses, le rhumatisme surtout, font cheminer plus vite l'inflammation.

Ce mode de propagation de la blennorrhagie chronique vers des organes différents, nous l'avons observé chez quelques-uns de nos malades. Un d'eux en effet, celui de l'Obs. iii, a eu une orchite double avant d'être affecté de cystite.

M. le professeur agrégé Tédenat, qui a beaucoup insisté, dans ses leçons orales faites à la Clinique ou au pied du lit des malades, sur l'allure affectée par la blennorrhagie chronique, nous a souvent cité l'Observation d'un officier de la garnison qui, consécutivement à une blennorrhée de longue date et sous des influences diverses, a été atteint de prostatite et d'orchites répétées à des intervalles de temps plus ou moins longs.

Un autre accident qui n'est pas étudié par les auteurs, et sur lequel il a bien voulu attirer notre attention, est le suivant : Certains malades ont des épididymites chroniques liées à l'uréthrite chronique postérieure. L'épididyme est gros, triplé de volume, la vaginale épaissie. En guérissant l'uréthrite par les instillations et en mettant un suspensoir d'Horand, on guérit l'orchite chronique. M. le professeur agrégé Tédenat en a montré un cas à Saint-Éloi (octobre 1882) et en a communiqué un autre au Dʳ Cabibel pour sa Thèse inaugurale [1].

D'ailleurs ce n'est pas d'aujourd'hui seulement qu'a été étudiée la marche de la blennorrhagie chronique. Déjà Lallemand, le savant professeur de cette École, avec ce profond esprit d'observation qui le caractérisait, avait remarqué que « l'irritation habituelle produite par la blennorrhée finit tôt ou tard par s'étendre à la vessie et aux reins, ou aux vésicules séminales, ou aux testicules, et alors que toute l'économie est infectée par cette affection locale [2] ». N'est-ce pas Lallemand qui a parfaitement indiqué la relation de cause à effet qu'il y avait entre l'inflammation chronique localisée à la partie profonde de l'urèthre et ces troubles dyspeptiques et nerveux aboutissant à l'hypochondrie ? C'est encore Lallemand qui a étudié les indications thérapeutiques et a donné les moyens de les remplir. C'est lui qui a inspiré tous les chirurgiens de notre époque, qui, se basant sur des faits cliniques, n'ont pas hésité à employer la cautérisation profonde dans le cas d'inflammation, soit aiguë, soit chronique, du col de la vessie.

Chez tous nos malades, nous retrouvons le même procédé pathogénique. Tous ont eu une blennorrhagie qui, pour des causes diverses, est arrivée à l'état chronique, c'est-à-dire s'est localisée dans la région prostatique. L'inflammation est restée plus ou moins longtemps assoupie, travaillant sourdement la région et attendant une occasion favorable. Cette dernière s'est présentée sous la forme d'un froid, d'un excès d'alcool, de coït, de marche forcée, et elle a produit, ou une orchite, ou une prostatite, ou enfin une cystite. Un bain de mer a suffi pour rappeler à l'état aigu une uréthrite chronique profonde et déterminer par propagation une cystite aiguë du col (clinique de M. Tédenat, mai 1884).

Les causes occasionnelles ont en effet une influence incontestable sur le développement de la cystite. Elles sont très variables, mais ne sont pas indispensables. On a vu des cystites survenir alors que le malade n'avait pas la moindre imprudence à se reprocher (Cas de l'Obs. ιv).

[1] Cabibel; Thèse de Montpellier, 1883.
[2] Lallemand ; loc. cit.

D'après Fournier [1], « la cystite survient en général sans cause appréciable comme résultat de l'extension ascendante de la blennorrhagie, le
long du canal ».

Rollet [2] et Vidal citent des observations de malades qui furent atteints
de cystite, bien qu'il fussent au repos le plus absolu, ne faisant des excès
d'aucune sorte et à l'abri de tout changement brusque de température [3].

ANATOMIE PATHOLOGIQUE.

Il règne une très grande incertitude sur les lésions anatomiques de la
cystite du col. On a en effet rarement l'occasion de faire l'autopsie d'in-
dividus morts à la suite de cette affection, qui, pour être très douloureuse,
n'en a pas moins un pronostic assez bénin.

Cependant Lallemand avait observé sur des sujets ayant succombé à
une cystite compliquée d'autres manifestations, une muqueuse uréthrale
tuméfiée, injectée, spongieuse surtout vers le col de la vessie ; ses folli-
cules sécréteurs et ceux de la prostate étaient considérablement aug-
mentés. — « Dans les cas plus graves, la surface muqueuse est boursouflée, mollasse, peu résistante, et les cryptes muqueux admettent une
sonde du volume d'une plume de corbeau, et même plus grosse [4]. »

La muqueuse uréthrale est donc plus ou moins infiltrée, ramollie ; elle
est ulcérée par places.

Désormeaux, à l'aide de son endoscope, avait observé une muqueuse
dépolie et ulcérée ; si l'ulcération persiste pendant longtemps, elle se re-
couvre de granulations qui, vues à l'endoscope, ressemblent à une véritable mûre.

D'ailleurs, pour lui, « la granulation est la lésion caractéristique de

[1] Fournier ; Dictionnaire de Médecine et de Chirurg. pratiques, Art. BLENNORRHAGIE.
[2] Rollet ; Traité des maladies vénériennes.
[3] Pouliot ; Thèse de Paris, 1872.
[4] Lallemand ; *loc. cit.*

l'affection blennorrhagique. C'est même un critérium de l'origine blennorrhagique de tous les états morbides où elle se rencontre [1] ».

Avant d'aborder la Symptomatologie, nous croyons devoir rapporter
ici les observations de deux malades chez lesquels le processus pathologique que nous venons d'étudier s'est montré à nous d'une façon plus
manifeste que dans tous les autres cas qu'il nous a été donné de voir par
nous-même.

PREMIÈRE OBSERVATION.

Cystite blennorrhagique du col. — Guérison.
(Observation personnelle.)

Billès (Joseph), né à Montalba (Pyrénées-Orientales), sapeur-mineur, 2e génie, 22 ans. Salle Lallemand, n° 4; entré le 6 avril 1884. Tempérament lymphatique.

Pas d'antécédents héréditaires.

Antécédents personnels. A 19 ans, catarrhe généralisé, avec localisation plus
spéciale sur les bronches. Le malade toussait et crachait beaucoup. Vomitifs
émollients. N'a plus toussé.

Depuis, excès de toute sorte.

En mai 1882, à 20 ans, il contracte une blennorrhagie. Écoulement au bout
du huitième jour seulement. Une injection (abortive probablement) le fait cesser d'une façon à peu près complète. Cependant il reste une goutte matinale.
Cette inflammation, localisée à la région prostatique, a un retentissement considérable sur l'économie (Manque d'appétit. Fatigue inexplicable. Crampes aux
jambes).

Après un coït, l'écoulement reparaît.—Copahu et cubèbe.—Et depuis, pendant
quelque temps, alternatives d'aggravation et d'amélioration. Le malade continue
ses excès.

Après un coït et des excès de boissons, à son arrivée au corps, l'écoulement
reparaît en abondance. Traité à l'infirmerie régimentaire par le copahu et les
injections au sulfate de zinc. La goutte matinale persiste. Enfin, à la suite d'une
marche forcée, le malade ressent de violentes douleurs au périnée, s'irradiant du
côté des lombes et des jambes, suivies de fréquents besoins d'uriner.

---

[1] Désormeaux ; De l'endoscope et de ses applications au diagnostic et au traitement des
affections de l'urètre et de la vessie. 1865.

Douleur intense pendant la miction, et à la fin de cet acte quelques gouttes de sang. Les mictions deviennent même si fréquentes que le malade est obligé de rester toute une nuit accroupi dans les lieux du régiment. A l'infirmerie, traité par les bains siège, le lait et l'eau de goudron; peu d'amélioration.

A son arrivée à l'hôpital Saint-Eloi (6 avril 1884), douleur ressentie derrière le pubis, s'irradiant du côté du périnée, des jambes et des lombes. Douleurs plus vives au début et surtout à la fin de la miction. A ce moment, épreintes douloureuses et expulsion de quelques gouttes de sang. Urines troublées par dépôt floconneux. De 30 à 40 mictions par jour.

Instillation avec solution argentique au 1/35. La sonde de Guyon, arrêtée par spasme du sphincter membraneux, passe bientôt après. L'instillation a été douloureuse et suivie d'hématurie. On ordonne suppositoire avec parties égales d'extraits de belladone et thébaïque ; tisane *uva ursi* et houblon 10 gram. de chaque, benzoate de soude 2 gram.

8 avril. 5 mictions, douleurs moindres.

9. 9 mictions, même état.

10. 4 mictions.

11. 5 mictions.

12. 8 mictions. Quelques douleurs, instillation au 1/35. La sonde passe sans douleur et difficulté, tandis que le jour de l'entrée du malade son passage avait déterminé des douleurs intenses et avait été très difficile.

13. 4 mictions, douleur au périnée ; un bain très chaud.

14. 6 mictions.

15. 5 mictions ; un bain très chaud.

16. 6 mictions, quelques douleurs lombaires et périnéales, douleur sourde.

17. 5 mictions, léger écoulement uréthral, peu de douleur.

18. 4 mictions, légère douleur périnéale. Contre écoulement, on ordonne injection avec permanganate de potasse 0gr,06 et eau 150 gram.

19. 4 mictions, quelques douleurs au périnée et aux lombes. Légers frissons après la miction ; instillation au 1/35 très bien supportée.

20. 5 mictions, sans douleurs.

21. 6 mictions.

22-23. 9 mictions, quelques douleurs; instillation au 1/35 bien supportée.

24-25. 6 mictions, sans douleurs.

26. 9 mictions.

27. 8 mictions.

28. 10 mictions, douleurs ; instillation. La sonde ramène un peu de pus de la région prostatique.

29. 6 mictions, douleur moindre. On ajoute dans la tisane du bromure de potassium, à cause des douleurs vagues dont se plaint le malade.

1er mai. 5 mictions.

2. 8 mictions.

3. 7 mictions.

4. 5 mictions.

5. 13 mictions, douleurs ; instillation.

6. 3 mictions.

Les douleurs vagues persistent encore quelques jours et cèdent enfin, pour ne plus reparaître ; la goutte militaire disparaît à son tour, et le 15 juin le malade va en convalescence, guéri complètement, et de sa cystite et de son écoulement uréthral.

OBSERVATION II.

Cystite blennorrhagique du col. — Guérison.
(Observation personnelle.)

Benassès (Léonard), sapeur, 2e génie, tailleur de pierres, 25 ans, entré le 8 juin 1884, salle Lallemand, n° 27. Tempérament scrofuleux.

Antécédents héréditaires : Mère très scrofuleuse ; elle a eu longtemps des abcès avec suppuration prolongée. Agée de 55 ans.

Antécédents personnels : A 9 ans, pleurésie gauche, dont il ne reste actuellement aucune trace. Tout jeune, le malade s'enrhumait facilement, jouit maintenant d'une bonne santé.

Maladie actuelle : A 24 ans, une blennorrhagie très douloureuse, avec hématurie, traitée par 1° émollients, 2° copahu et cubèbe, 3° injections au sulfate de zinc Dura trois mois et il resta la goutte militaire.

Au mois d'avril, après quelques libations, l'écoulement reparaît, accompagné de violentes douleurs. Entré le 22 avril à l'infirmerie régimentaire, il est soumis au traitement classique. Il est guéri, mais la goutte militaire persiste.

Le 2 juin, après des excès de tout genre, le malade a de fréquents besoins d'uriner ; plusieurs jets dans une seule miction ; à la fin, il s'écoule quelques gouttes de sang et en même temps il ressent de violentes douleurs au niveau du méat urinaire. Douleur profonde, localisée derrière le pubis et s'irradiant au périnée, s'accentuant pendant la défécation et par le toucher rectal. Les urines sont à peu près claires. Nous constatons à son entrée un léger nuage au milieu du verre qui contient les urines : c'est du mucus. Il passe quelques jours à l'infirmerie, où il est traité par les émollients et les balsamiques ; à la suite, légère diminution de la douleur.

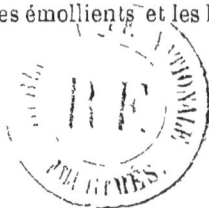

3

8 juin. De 30 à 40 mictions très douloureuses. Quelques gouttes de sang à la fin de la miction; instillation au 1/35, avec sonde de Guyon ; cathétérisme difficile et douloureux. Le malade a éprouvé de la douleur et de fréquents besoins d'uriner, pendant une heure, après l'instillation ; on ordonne en outre un litre de tisane avec : *Uva ursi* 10 gram., houblon 10 gram., benzoate de soude 2 gram., et un suppositoire avec parties égales d'extraits de belladone et thébaïque.

9. 25 mictions; nouvelle instillation mieux supportée.

10. 15 mictions, douleurs bien diminuées; instillation.

11. 12 mictions, douleurs moindres.

12. 10 mictions, légère douleur à la fin de la miction; instillation 1/35; légère douleur pendant l'instillation.

13. 7 mictions, douleurs diminuées.

14. 7 mictions.

15. 6 mictions, légère douleur au périnée; instillation non douloureuse. Pour faire de la révulsion, on passe sur le périnée un pinceau imbibé d'une solution contenant parties égales d'alcool et d'acide phénique cristallisé.

16, 17, 18. 5 mictions, sans douleur.

19. 5 mictions, plus de douleur ; instillation : le malade éprouve pendant l'instillation une sensation de fraîcheur dans le canal quand l'injection est faite dans la région prostatique, et une sensation de brûlure quand elle est faite en avant du muscle orbiculaire de l'urèthre.

20, 21, 22. 3 mictions, sans aucune douleur, et, depuis, le même état se maintient. Le malade part en convalescence. L'écoulement est supprimé totalement et la cystite est guérie.

REMARQUE. — Les observations que nous venons de citer viennent confirmer les faits que nous avons avancés au point de vue étiologique et pathogénique de la cystite blennorrhagique du col de la vessie: nos malades ont contracté tous les deux une blennorrhagie plus ou moins intense, qui, après des alternatives d'amélioration et d'aggravation, et sans doute aussi à cause de leurs tempéraments lymphatique et scrofuleux, a définitivement élu domicile dans la région prostatique (goutte militaire). Cette inflammation chronique a sommeillé pendant quelque temps, ne produisant des désordres que sur l'ensemble de la nutrition (troubles dyspeptiques, douleurs vagues, fatigue inexplicable). Réveillée subitement par un excès de marche chez l'un, un excès de boissons et de coït chez l'autre, la blennorrhagie a envahi le col de la vessie pour produire la cystite.

Ce n'est pas ici le moment de parler des résultats heureux du traitement. Qu'il nous soit cependant permis de faire remarquer avec quelle promptitude une seule instillation a fait tomber l'inflammation. Le malade de l'Obs. I, en effet, avait de 30 à 40 mictions le jour de son entrée ; après une instillation, le nombre était réduit à 5 et les douleurs avaient presque disparu.

Chez le malade de l'Obs. II, la cystite a cédé d'une façon progressive à l'action du même traitement.

SYMPTOMATOLOGIE.

La cystite du col se présente avec une série de phénomènes particuliers qui lui donnent une physionomie spéciale.

Ces symptômes sont généraux ou locaux. Ces derniers sont de beaucoup les plus importants. Ce sont eux qui impriment à la maladie son caractère propre.

SYMPTOMES LOCAUX. — Ils consistent surtout : 1° En phénomènes douloureux ; 2° Troubles de la miction ; 3° Altérations des urines.

Phénomènes douloureux. — Les malades que nous avons observés nous ont tous accusé une douleur, tantôt sourde, tantôt très vive et dilacérante, leur faisant éprouver une sensation de brûlure dans le canal.

Cette douleur, dont le siège est plus particulièrement situé derrière le pubis, s'irradie vers le périnée, les aines, les cuisses, et assez souvent vers les lombes. La pression sur l'abdomen et les mouvements du thorax l'accroissent d'une façon sensible.

Généralement continue, elle augmente d'intensité au début et à la fin de la miction. A ce moment, nous trouvons le phénomène qui nous paraît être pathognomonique de la cystite du col ; nous voulons parler des épreintes douloureuses. Quand les dernières gouttes d'urine sont expulsées, le malade ressent alors une douleur atroce, qu'il compare à la sensation que lui fait éprouver le passage du fer rouge dans le canal de l'urèthre.

Son agitation est extrême. Ce phénomène dure en général deux ou trois minutes, et disparaît peu à peu jusqu'à ce qu'une nouvelle miction vienne le rappeler.

Les épreintes sont quelquefois permanentes, et alors le malade est dans une anxiété très vive ; il perd complètement le sommeil, et son système nerveux est impressionné d'une façon très fâcheuse par ces douleurs in- cessantes et le manque de repos.

On a comparé les épreintes de la cystite du col, au point de vue de l'intensité, aux épreintes anales de la dysenterie.

Les douleurs qu'éprouve le malade pendant la miction sont dues au passage de l'urine altérée sur une muqueuse ulcérée.

Les contractions spasmodiques du sphincter vésical, décrit par Sappey, expliquent ces épreintes douloureuses qui terminent l'acte de la miction ; les fibres musculaires viennent presser, froisser la muqueuse du col, d'autant plus sensible que l'inflammation est plus aiguë.

Signalons encore une douleur violemment ressentie au gland. C'est un phénomène d'ordre réflexe lié intimement à l'inflammation du col, et qui a pu parfois faire croire à un calcul vésical. Le cathétérisme juge la question.

Troubles de la miction. — Ces troubles consistent en de fréquents be- soins d'uriner et dans la difficulté que les malades éprouvent à les satis- faire.

Il y a parfois de l'incontinence, rarement de la rétention : nous n'avons remarqué ce dernier phénomène chez aucun des malades soumis à notre observation.

La fréquence des mictions est le phénomène le plus persistant et le plus précoce de la cystite. Il ne manque jamais ; c'est lui qui annonce le début de la maladie et qui l'accompagne pendant toute sa durée. Il augmente ou diminue selon que l'inflammation est plus ou moins intense. Il s'an- nonce par une vive douleur, localisée plus spécialement derrière le pubis. Il est impérieux et demande à être satisfait immédiatement. Si le malade veut résister, alors peut survenir la rétention d'urine, due à un spasme du sphincter vésical[1].

Ce phénomène est dû au passage de l'urine à travers la muqueuse enflammée, sur le plan musculaire sous-muqueux.

Les fibres musculaires participent à l'inflammation de la muqueuse uréthrale ; elles sont excessivement sensibles et impressionnables, et elles se contractent d'une façon spasmodique, douloureuse, au contact d'un liquide irritant. Cette sensibilité augmente avec l'inflammation, et, plus l'inflammation du col est violente, plus aussi est fréquent et irrésistible le besoin d'uriner.

Ce besoin peut devenir si fréquent, qu'il y a une véritable incontinence: le malade urine goutte à goutte; le sujet de notre Obs. 1 nous a dit être resté accroupi pendant toute une nuit dans les lieux d'aisances.

Altérations de l'urine. — La muqueuse du canal de l'urèthre réagit à la façon de toutes les muqueuses frappées de maladie : la sécrétion normale est, ou exagérée, ou pervertie. Nous avons constamment trouvé dans l'urine de nos malades des mucosités avec un peu de pus; c'était sous la forme d'un nuage floconneux et blanchâtre qu'étaient expulsés ces produits pathologiques. Dans l'Obs. iii, le pus était assez abondant et il y avait un véritable dépôt au fond du vase. Sans doute ici, l'inflammation avait dépassé le col de la vessie et avait gagné la vessie elle-même.

Ces sécrétions morbides de la muqueuse sont expulsées à la fin de la miction.

Un autre trouble non moins constant consiste dans l'expulsion de sang en plus ou moins grande quantité. Tantôt il y a hématurie assez abondante pour anémier le malade, tantôt le malade n'expulse que quelques gouttes de sang. Mais ce qui est constant, c'est que cette hématurie se présente toujours à la fin de la miction et sous forme de jet.

Ce phénomène est lié intimement à la constriction spasmodique du sphincter vésical. C'est lui qui, venant froisser la muqueuse uréthrale en-

[1] Pouliot ; *loc. cit.*

flammée et les vaisseaux congestionnés du col, expulse le sang sous forme de jet. D'ailleurs cette hématurie n'a lieu jamais dans l'intervalle des mictions; cependant l'écoulement peut persister après les dernières gouttes d'urine, s'accumuler dans la région prostatique, en arrière du sphincter membraneux, et former un caillot qui est rendu toujours au moment de la miction. Nous avons constaté ces caillots sanguins chez un de nos malades, celui de l'Obs IV.

On peut séparer le sang du pus ou du muco-pus en faisant accomplir aux malades une seule miction dans deux verres différents : le verre qui a reçu la première moitié de l'urine contient le muco-pus, le second contient le sang.

SYMPTOMES GÉNÉRAUX. — Il est curieux de voir cette maladie, qui se présente avec un ensemble symptomatique parfois si grave, n'avoir presque pas de réaction sur l'économie. La fièvre manque. On a bien cité quelques cas de fièvre à accès intermittents chez des malades atteints de cystite du col [1]. Ce sont des exceptions; la règle, c'est l'absence de fièvre.

Cependant les douleurs, les épreintes, les mictions fréquentes, ne sont pas sans réagir sur l'économie. Certains malades, tourmentés par les besoins incessants d'uriner et par les douleurs qui les précèdent ou les suivent, ne peuvent goûter un seul moment de repos, ont de l'insomnie, de l'agitation, du délire même, et ces angoisses continuelles les jettent bientôt dans un découragement profond qui va jusqu'à l'hypochondrie. Ces cas sont assez rares. Il est plus fréquent de trouver chez certains sujets une excessive irritabilité provoquée par une sourde douleur située au pubis et au périnée, et les besoins fréquents d'uriner. Ils accusent même de l'anorexie et des troubles dyspeptiques. Chez d'autres enfin, la réaction est plus bénigne ; leur état général est parfaitement conservé, et ils n'éprouvent d'autre ennui que celui de pisser assez souvent.

M. Tédenat a attiré l'attention sur un retentissement particulier de

[1] Perrin ; Thèse de Paris, 1874.

l'uréthrite chronique profonde: c'est la kopyopie prostatique, que l'on peut comparer à la kopyopie utérine, dont Abadie [1] a donné la description.

MARCHE.— DURÉE.— TERMINAISON.

La cystite du col marche en général avec beaucoup de rapidité, pour aboutir à la guérison.

Le traitement que nous préconisons peut accélérer cette marche jusqu'à donner une guérison, ou tout au moins une amélioration pour ainsi dire instantanée. Le sujet de notre Obs. 1 n'est-il pas un exemple frappant de ce que peut une seule injection argentique ? La veille de son arrivée dans les salles, ce malade, qui urinait de 30 à 40 fois avec beaucoup de douleur, voyait le lendemain ses mictions réduites à cinq et ses souffrances bien diminuées ; et Lallemand, qui a le premier porté le nitrate d'argent dans la région prostatique, ne guérissait-il pas ses malades après la première ou la seconde cautérisation ?

M. le professeur agrégé Tédenat nous a souvent cité, dans ses cliniques, plusieurs observations de malades dont l'état pathologique avait été bien amélioré, guéri, disons le mot, par une seule instillation.

Ce sont là, nous le voulons bien, des exemples qui ne se présentent pas toujours ; cependant nous croyons bon de les citer pour montrer l'influence d'un traitement énergique appliqué en temps opportun.

La guérison n'a pas toujours lieu avec cette rapidité ; la résolution se produit peu à peu ; les envies d'uriner deviennent de moins en moins fréquentes ; la dysurie et les épreintes douloureuses diminuent d'intensité.

Les urines contiennent encore pendant quelques jours du muco-pus, qui persiste après l'hématurie, pour ne disparaître que lorsque la guérison est complète.

L'écoulement blennorrhagique subit des variations diverses dans le

[1] Abadie ; Traité des maladies des yeux.

cours de cette affection. Nous l'avons vu continuer chez le malade de l'Obs. iii ; chez les autres, il a disparu définitivement.

La maladie peut cependant passer à l'état chronique. Ce sont ces cas de cystite chronique qu'a si bien étudiés le professeur Lallemand dans la seconde partie de ses Observations sur les Maladies des organes génito-urinaires.

Il cite de nombreuses observations de malades qui, à la suite d'une ou de plusieurs blennorrhagies passées à l'état chronique et localisées dans la région prostatique, avaient ressenti pendant quelque temps une douleur sourde derrière le pubis, avec irradiations du côté du périnée et des lombes. Ces malades avaient une légère douleur pendant la miction, qui d'ailleurs, sans être exagérée, était un peu plus fréquente qu'à l'ordinaire. On trouvait un léger nuage de mucus dans les urines, rarement du sang.

Mais ce que Lallemand avait surtout étudié et mis le premier en évidence, c'était le retentissement de cette affection chronique sur l'ensemble de l'économie. Les sujets atteints de cette maladie ont tous, plus ou moins, des troubles dyspeptiques ; leur digestion est laborieuse ; l'appétit est diminué ou même nul. Il existe parfois des troubles oculaires (diplopie). Les malades passent facilement et sans motif bien appréciable d'une folle joie à une morne tristesse ; la figure respire l'inquiétude, l'anxiété. Irritables à l'excès, ils concentrent toute leur pensée sur l'affection qui les tourmente. Ils arrivent enfin à l'hypochondrie. Tels sont les principaux caractères de l'état chronique,

COMPLICATIONS. — Il est rare qu'une pareille inflammation, quand elle existe depuis longtemps au col, n'amène pas de complications. Chez tous nos malades, nous avons noté un certain degré de prostatite ; la défécation s'accompagnait de douleurs plus ou moins vives. Par le toucher rectal, nous avons senti un certain degré d'empâtement prostatique, et, en pressant à ce niveau, nous avons provoqué de la souffrance.

Nous allons rapporter l'observation d'un malade chez qui la cystite chronique a amené une diminution très prononcée de la capacité du réservoir urinaire. Cette complication était naturellement la conséquence du grand nombre de mictions. La vessie n'avait pas le temps de se distendre d'une façon normale, et le malade s'est bien trouvé d'injections distensives faites avec l'eau borique tiède.

Cystite blennorrhagique du col. — Amélioration.
(Observation personnelle.)

Belaval (Martin), 48 ans, tapissier. Tempérament lymphatico-scrofuleux. Entré le 15 avril, salle Saint-Éloi, 35.

Pas d'antécédents héréditaires.

Antécédents personnels : A 7 ans, atteint d'affection oculaire, sur laquelle le malade donne des renseignements insuffisants.

Encore un peu de conjonctivite chronique.

A 15 ans, accès de fièvre intermittente.

En 1871, à 35 ans, blennorrhagie — durée de quinze jours. Traitée par copahu.

Écoulement deux mois après, à la suite d'excès de boissons.

Le même traitement est repris, et l'accident n'a plus de suites.

Il reste une goutte matinale.

En 1877, surviennent brusquement de fréquents besoins d'uriner, calmés au bout de quelques jours sans traitement. Cependant les mictions restent plus fréquentes qu'à l'ordinaire.

En 1878, orchite double. Traité à l'hôpital de Toulouse. Guérison au bout d'un mois. Nous avons constaté une épididymite indurative double, plus marquée à gauche, avec gonflement du même testicule.

Peu de temps après, uréthrotomie au même hôpital pour un rétrécissement.

Une troisième fois et à peu de distance, il entre à l'hôpital de Toulouse pour une affection cutanée de nature indéterminée, et sur le traitement de laquelle le malade ne peut donner aucun renseignement.

Maladie actuelle : Le malade entre enfin à l'hôpital Saint-Éloi. Il urine de trente à quarante fois par jour, avec une douleur existant le long du canal, mais surtout en arrière du pubis, et s'irradiant au périnée et aux lombes. Douleur intense à la fin de la miction, et à ce moment expulsion de quelques gouttes de sang.

Défécation douloureuse.

Cathétérisme avec sonde exploratrice de Guyon. Pas de pus dans la région

4

prostatique. Léger rétrécissement à la région membraneuse. Nous avons re-marqué l'étroitesse du méat urinaire, qui forme comme une espèce de valvule, et paraît, d'après beaucoup d'auteurs, devoir entretenir la chronicité de la blen-norrhagie.

Urines troublées par un nuage muco-purulent.

Tisane houblon et *Uva ursi* ãã 20 gram. et 2 gram. benzoate de soude. Suppo-sitoire ; extrait thébaïque et belladone ãã.

16 avril. 35 mictions, douloureuses.

17. 35 mictions. Cathétérisme avec sondes Béniqué.

18. 43 mictions douloureuses ; instillation au 1/35 dans région prostatique très bien supportée.

19. 24 mictions. Léger degré de constipation. Purgatif avec calomel.

20. 23 mictions, douloureuses. Cathétérisme avec sondes Béniqué, de 34 à 47.

21. 23 mictions. Douleur moindre.

22. 33 mictions. Douleur intense au périnée. Instillation bien supportée.

23. 20 mictions. Moins de douleurs.

24. 15 mictions, sans douleur.

25. 16 mictions. Cathétérisme.

26. 37 mictions, sans doute provoquées par cathétérisme.

27 et 28. 53 mictions. Douleurs ont augmenté ; instillation ; suppositoire à cause des douleurs rectales.

29. 44 mictions, douloureuses ; ténesme rectal.

30 et 1er mai. 74 mictions, douleurs très violentes ; instillation.

2. 25 mictions, douleurs diminuées.

3. 20 mictions.

4. 27 mictions, douleurs augmentent.

5. 34 mictions ; instillation.

6. 21 mictions.

7 et 8. 19 mictions, douleurs périnéales

On passe sur périnée avec pinceau solution d'alcool et acide phénique cris-talisé ãã.

9. 17 mictions. Injection d'une solution borique à 35° degrés de température.

10 et 11. 14 mictions. Injection borique tiède, bain alcalin.

12. 14 mictions.— On fera tous les deux jours révulsion avec solution d'acide phénique et alcool. Injection d'eau borique tiède.

13. 9 mictions ; mieux sensible.

14, 15 et 16. 11 mictions, même état. — Même traitement.

17. 16 mictions ; instillation. A beaucoup souffert pendant l'instillation et a eu de nombreuses mictions après. Le malade n'a uriné que quatre fois en effet depuis 4 heures du soir jusqu'au lendemain 8 heures.

18. 20 mictions, non douloureuses.

19. 30 mictions, quelques douleurs. Injection borique tiède.

20. 20 mictions.

21. 12 — douleurs diminuées.

22. 13 — —

23. 14 — —

24. 16 — —

25. 12 mictions. Injection borique tiède.

26. 13 mictions, légère douleur périnéale.

27, 28, 29 et 30. 12 mictions, sans douleur.

31. 20 mictions, quelques douleurs au périnée et aux lombes.

1er juin. 15 mictions, douleurs diminuées.

2. 13 mictions, douleurs augmentent.

3. 18 mictions ; courant de tension (sédatif) avec électrodes dans l'intérieur du canal et sur le périnée. Durée une minute.

4. 18 mictions.

5 et 6. 13 mictions, quelques douleurs surtout pendant la défécation. —Suppositoire.

7. 15 mictions, douleur rectale diminuée.

8. 16 mictions. Injection borique tiède.

9 et 10. 16 mictions, même état. Cathétérisme avec sonde Béniqué, de 46 à 56.

11 et 12. 20 mictions.

13. 15 mictions. Injection borique tiède.

14. 13 mictions.

15. 22 mictions ; douleurs périnéales. On essaie de faire passer un courant d'eau glacée au moyen d'une sonde à double courant dont le bout est fermé. Les deux courants sont mis en communication à l'intérieur de l'extrémité vésicale de la sonde — Psychrophore.

16, 17 et 18. 13 mictions, douleurs moindres.

19 et 20. Mictions douloureuses. — Psychrophore.

21. 15 mictions, douleurs diminuées.

22 et 23. 14 mictions. — Psychrophore.

24. 10 mictions. — Même traitement.

25, 26 et 27. 8 mictions, douleurs ont beaucoup diminué d'intensité.

28. 7 mictions, non douloureuses.

Le malade demande sa sortie. Il part de l'hôpital avec une amélioration considérable qu'il se plaît à constater lui-même. Il a encore un peu d'écoulement uréthral.

En étudiant cette observation, nous avons noté les faits suivants :

1° Chez ce malade, comme chez les précédents, la cystite du col a la même étiologie et la même pathogénie.

L'uréthrite chronique profonde sommeille pendant quelque temps dans la région prostatique. Une première fois, sous l'influence d'un excès de boisson, elle marque son réveil par une orchite double. Une autre fois, et pour le même motif, elle sort de sa torpeur pour constituer une cystite.

2° Au point de vue du traitement, il semble que le nitrate d'argent n'a pas donné des résultats aussi heureux que dans les observations précédentes.

Nous constatons cependant que les instillations de solutions argentiques ont constamment diminué l'intensité des douleurs. Si elles n'ont pas fait cesser d'une façon complète la fréquence des mictions, il faut en accuser, non le médicament, mais la complication qui existait chez notre malade.

Cette cystite durait en effet depuis l'année 1877. La vessie, à cause du grand nombre des mictions, n'avait plus l'habitude de se distendre d'une façon normale. Elle se vidait trop souvent pour acquérir son volume habituel. Aussi était-elle rapetissée, et, au lieu de contenir son volume normal d'urine, n'en pouvait-elle retenir que le 1/4 ou le 1/5. Elle était donc obligée de se vider quatre à cinq fois plus souvent qu'à l'état de santé. Il est évident que l'injection argentique ne pouvait lui rendre la capacité normale. Tout au plus pouvait-elle aider à cette œuvre en diminuant l'état irritatif du col.

Il fallait s'adresser à un autre moyen. M. le professeur de clinique donna dans ce but des injections d'eau borique tiède, non pas tant pour faire le lavage de la vessie que pour distendre cet organe d'une façon progressive.

L'injection était faite lentement et à 35°, afin que la vessie, déjà irritée, ne se contractât pas violemment, ce qui aurait augmenté la fréquence des mictions.

La cystite peut enfin se terminer par suppuration.

Dans ces cas, qui sont d'ailleurs très rares, les symptômes locaux s'amendent vite, mais l'état s'aggrave. Il y a de la fièvre, qui est annoncée par des frissons répétés et des sueurs profuses.

Le pus peut être éliminé peu à peu avec les urines, mais l'inflammation peut dépasser le col et produire un phlegmon qui s'ouvre à la région périnéale et laisse subsister une fistule par laquelle s'écoule l'urine.

Perrin[1] cite le cas d'un malade du Val-de-Grâce dont la cystite du col eut pareille terminaison.

DIAGNOSTIC.

La cystite du col présente avec d'autres maladies certains symptômes communs.

Il est très important, non seulement au point de vue du pronostic, mais surtout à cause du traitement, de la séparer de toutes ces affections, de la reconnaître :

1° AVEC LA CYSTITE DU CORPS.

Lallemand, qui, à cause du traitement qu'il employait, avait grand intérêt à savoir s'il avait affaire à une cystite du col ou du corps, a donné, dans l'ouvrage que nous avons déjà cité, d'excellents moyens de diagnostic, basés sur les caractères de la douleur, des urines et sur les sensations éprouvées par le malade pendant le cathétérisme.

Douleur. — La douleur qu'éprouve le malade à la racine de la verge lui paraît être un signe équivoque. Cependant, dans la cystite du col, elle siège plus spécialement au-dessous et derrière le pubis ; elle se propage

[1] Perrin ; *loc. cit.*

plus habituellement vers le rectum et produit du ténesme. De plus, elle
est très vive.

Dans la cystite du corps, la douleur est plus sourde, plus profonde, sans
localisation ni irradiation bien déterminées.

Les épreintes convulsives paraissent à Fournier [1] le symptôme caractéristique de la cystite du col. L'inflammation du corps ne présente en
effet aucun phénomène semblable à celui-là.

Troubles de l'urine.— Tous nos malades atteints de cystite (sauf un cependant) nous ont présenté des urines presque claires ; il n'y avait guère,
et au milieu du vase, qu'un nuage floconneux.

Dans la cystite du corps, les troubles de l'urine sont plus abondants,
et on voit au fond du vase une véritable collection purulente.

Sensations du malade. — Le moyen le plus sûr d'arriver à un diagnostic
exact est le cathétérisme ; et le meilleur mode de cathétérisme se pratique avec la sonde exploratrice de Guyon. Cette sonde rend avec beaucoup
plus de netteté que toute autre les sensations éprouvées par le malade.

Dans la cystite du col, quand le cathéter arrive au niveau de la région
membraneuse, le malade accuse une douleur qui s'accentue à mesure que
l'instrument pénètre dans la région prostatique et a son maximum d'intensité au col. Promené dans la vessie, il ne fait éprouver aucune souffrance au sujet. C'est le contraire qui arrive dans le cas de cystite du corps :
la sonde fait éprouver peu ou même pas de douleur tant qu'elle est dans
le canal de l'urèthre ; le col dépassé, la douleur provoquée par le contact
de l'instrument acquiert une vive intensité.

Spasme idiopathique. — On peut encore hésiter entre un spasme du
sphincter vésical ou une prostatite. Je ne parle pas du spasme lié à l'inflammation uréthrale. On sait en effet que les muscles participent toujours
plus ou moins à l'inflammation des muqueuses qui les recouvrent, et
manifestent cet état morbide par des contractions et du spasme.

Le spasme dont il s'agit ici est celui qu'on a appelé idiopathique.

[1] Fournier, Dictionnaire de Médecine et de Chirurgie pratiques, Art. BLENNORRHAGIE.

La fièvre ne pourra pas guider le chirurgien, puisqu'elle n'existe ni dans l'une ni dans l'autre de ces affections.

L'urine donnera un moyen de diagnostic plus sûr. Dans le spasme, à moins qu'il ne soit permanent, elle est rarement troublée par des produits morbides. Dans la cystite du col, nous trouvons toujours des troubles muqueux ou même muco-purulents [1].

Le cathétérisme sera encore ici le juge le plus fidèle. En effet, dans la cystite du col, quand la sonde arrive à la région membraneuse, elle peut bien être arrêtée un moment par le spasme du sphincter membraneux, mais généralement elle pénètre avec assez de facilité plus avant, en provoquant une douleur d'intensité progressive.

Dans le cas de spasme idiopathique, la résistance au passage de la sonde est plus difficile et surtout plus longue à vaincre ; mais, une fois le spasme vaincu et le cathéter progressant vers le col de la vessie, la douleur est diminuée au lieu d'être augmentée.

Prostatite. — Fournier, dans l'article *Blennorrhagie* du *Dictionnaire de Méd. et de Chir. prat.*, sépare d'une façon bien nette la prostatite de la la cystite du col.

Cette dernière maladie se caractérise en effet par des besoins fréquents d'uriner, des mictions douloureuses, et, au moment de l'expulsion des dernières gouttes d'urine, par les épreintes convulsives. Les urines contiennent du muco-pus et du sang qui est rejeté à la fin de la miction. Dans la prostatite, le ténesme vésical n'est pas aussi prononcé que le ténesme rectal, et on ne trouve aucun symptôme qui ressemble aux épreintes douloureuses de la cystite du col; en outre, les urines sont claires, à moins qu'il n'y ait une complication du côté de la vessie [2].

D'ailleurs, nous trouvons fréquemment réunies chez le même sujet la prostatite et la cystite. Chez tous nos malades nous avons constaté l'association de ces deux affections.

Cystalgie. — La cystalgie ou névralgie du col vésical se distingue par

---

[1] Dictionnaire des Sciences Médicales, Art. Cystite.

[2] Fournier; *loc. cit.*

la transparence parfaite des urines et par les retours irréguliers et intermittents des crises douloureuses.

DIAGNOSTIC DE LA CAUSE. — Dans les affections des voies urinaires, dit
Guyon, parmi les antécédents du malade, la blennorrhagie doit occuper
le premier rang. La cystite du col peut être certainement produite par
d'autres causes que l'uréthrite chronique; mais cette dernière est de beaucoup la plus fréquente. Il faudra d'ailleurs s'enquérir auprès du malade
de ses antécédents, soit héréditaires, soit personnels, et si parmi eux on
ne trouve ni rhumatisme, ni herpès, ni traumatisme direct ; et si d'ailleurs le malade avoue avoir contracté une ou plusieurs blennorrhagies, il
n'y a aucun doute à avoir sur la cause provocatrice de la cystite.

PRONOSTIC. — Le pronostic de la cystite blennorrhagique est ordinaire-
ment sans gravité, surtout lorsque, par un traitement approprié, on guérit à la fois et l'affection du col et celle plus grave localisée dans la région
prostatique. Car c'est de cette dernière qu'il faut surtout se préoccuper
lorsqu'on veut porter un pronostic certain. C'est elle qui fait la gravité de
la maladie, non pas pour le moment présent, mais surtout dans l'avenir.
Elle est une menace perpétuelle pour le col, pour la prostate, les testicules
et les vésicules séminales.

La cystite du col en elle-même, à moins qu'elle ne s'accompagne de
complications violentes, a un pronostic bénin. En quelques jours, les accidents, quelque aigus qu'ils puissent être, disparaissent sans même lais-
ser de traces. Néanmoins les malades conservent une grande prédisposition aux récidives. La raison qui nous paraît le mieux expliquer cette ten-
dance est que l'on s'est occupé uniquement de la cystite du col.

On a cherché à amender les symptômes si pénibles de cette maladie et
on ne s'est pas assez préoccupé de la cause première, c'est-à-dire de l'inflammation chronique de la région prostatique. C'est elle surtout qu'il
faut traiter, elle qu'il faut chasser du cantonnement qu'elle affectionne ; si-
non on s'expose à voir récidiver la cystite ou surgir des complications du
côté d'autres organes.

Le pronostic, quoique peu grave, doit être néanmoins réservé tant que l'on n'est pas parvenu à débarrasser le malade de l'uréthrite chronique profonde, cause de tout le mal.

DU TRAITEMENT DE LA CYSTITE DU COL PAR LES INSTILLATIONS DE SOLUTIONS ARGENTIQUES.

Nous abordons maintenant l'étude du traitement de la cystite du col par les instillations de solutions argentiques. Vu l'importance de ce chapitre, nous l'avons subdivisé en plusieurs paragraphes. Après avoir fait l'historique de la cautérisation, au nitrate d'argent, du canal de l'urèthre ou de la vessie, nous décrirons successivement les instruments qui nous ont servi à faire les instillations, la manière de s'en servir et les impressions ressenties par le malade ou la main du chirurgien à propos de cette manœuvre opératoire, les sensations produites sur le sujet par les instillations, le mode d'action du nitrate d'argent, et enfin les effets thérapeutiques de ce traitement.

HISTORIQUE. — Il y a déjà longtemps que des chirurgiens avaient porté le nitrate d'argent dans le canal de l'urèthre. Les rétrécissements étaient, au commencement de ce siècle, traités par la cautérisation au moyen d'instruments appelés porte-caustiques.

Charles Bell[1] est, croyons-nous, le premier à avoir conseillé ce traitement. Mais le véritable créateur de la méthode, c'est Lallemand. Il fut amené à user de la cautérisation dans les parties profondes de l'urèthre en voyant que chez des malades affectés de rétrécissement compliqué de suppuration, l'écoulement persistait malgré l'emploi des moyens les plus accrédités[2]. Il pensa qu'il y avait au niveau de la région prostatique une altération profonde et ancienne produite par la blennorrhagie chronique. Le meilleur moyen de modifier cette inflammation lui parut être la cautérisation au nitrate d'argent, et il fit construire dans ce but le porte-nitrate auquel il a donné son nom. Ses succès furent nombreux.

[1] Charles Bell ; On diseases of the uretra.
[2] Lallemand ; *loc. cit.*

Après Lallemand, on n'emploie le nitrate d'argent solide ou en solution que comme moyen abortif de la blennorrhagie, ou contre la cystite du corps.

Mercier, en 1841, condamne les cautérisations directes sur la vessie avec la pierre infernale et préconise les injections (*Mémoire sur le traitement du catarrhe vésical. Gazette hebdomadaire*, tom. II).

En 1845, Debeney conseille les injections dans les cas de cystite (*Journal des Connaissances médico-chirurgicales*).

En 1835, Serre (de Montpellier) publie un Mémoire sur l'efficacité des injections au nitrate d'argent cristallisé sur le catarrhe vésical et conseille les solutions suivantes :

Nitrate d'argent cristallisé. . . . . 10 centigram.
Eau. . . . . 250 gram.

Civiale (*Traité pratique des organes génito-urinaires*) préconise les injections contre la même affection.

Désormeaux, au moyen de son endoscope, porte le nitrate sur la partie qu'il veut cautériser.

Reliquet porte une sonde, avec œil latéral, jusque dans la vessie. L'urine s'écoule. Il retire la sonde lentement jusqu'à ce que l'urine ne paraisse plus à l'extérieur. C'est à ce moment qu'il pousse l'injection.

Thompson, dans son ouvrage intitulé : *De l'inflammation chronique de la prostate* (*Holm's system of Surgery*, vol. 4), conseille les instillations de solutions argentiques.

Tillaux, de nos jours, a traité les cystites du col rebelles par la cautérisation au moyen du porte-caustique de Lallemand. Il préfère ce mode de traitement à celui des instillations (Thèse de Pouliot. Paris, 1872).

Il y a déjà fort longtemps que Guyon emploie les instillations des solutions argentiques comme méthode unique de traitement des inflammations, soit aiguës, soit chroniques, du col de la vessie. A la cautérisation il préfère dans tous les cas l'instillation.

Dans ses Leçons cliniques sur les maladies des voies urinaires, il en donne les raisons suivantes, que nous goûtons entièrement.

« La cuvette porte caustique [1], quand elle a été conduite dans la portion prostatique de l'urèthre, doit être mise à un point, puis retournée, pour que la cautérisation atteigne les parties malades. La localisation de l'action caustique peut être obtenue, mais on nous accordera que des erreurs de lieu peuvent être commises. De plus, rien ne peut permettre de savoir quel est le degré de la cautérisation.

» Une solution titrée versée par gouttes, par une manœuvre simple non offensive, donne à la fois la possibilité de localiser l'action caustique et de la mesurer. Elle n'ajoute à cette action aucune influence traumatique. Aussi les effets immédiats de la cautérisation avec les instillations et ceux du porte-caustique sont-ils essentiellement différents. Je n'ai jamais observé de saignement, de dysurie ou de rétention d'urine, encore moins d'accès fébrile. Je n'ai jamais déterminé de prostatite, et l'on sait que l'emploi du porte-caustique peut provoquer la suppuration de la prostate. »

INSTRUMENT. — L'instrument dont nous nous sommes servi pour faire les instillations est celui que Guyon présenta en 1867 à la Société de Chirurgie (*Comptes rendus de la Société de Chirurgie*, séance du 6 août 1867).

Il se compose de deux parties : 1° d'un explorateur à olive perforée ; 2° d'une seringue compte-gouttes.

L'explorateur est une sonde en gomme au bout vésical de laquelle se visse une olive en métal.

Cette tige doit remplir plusieurs conditions.

Elle est assez longue pour permettre à l'olive métallique d'arriver dans la vessie.

Elle doit être souple en même temps que rigide et d'un calibre inférieur à celui de la boule : souple, pour s'adapter facilement aux parois du canal de l'urèthre ; rigide, pour transmettre à la main du chirurgien toutes les sensations recueillies sur son passage par l'olive, et d'un calibre inférieur à celui de la boule pour que le praticien ne reçoive que ces sensations.

La boule est un ovoïde en métal, et se visse à la tige par sa grosse extrémité. Elle pénètre dans l'urèthre par son extrémité effilée, afin de

[1] Guyon ; *loc. cit.*

franchir facilement les obstacles, soit physiologiques, soit pathologiques, que l'on peut rencontrer dans le canal.

La sensation de ces obstacles est transmise en général par la grosse extrémité de l'olive, qui forme à ce niveau une sorte de talon, tout en conservant une forme arrondie.

La seringue dont on se sert pour faire l'instillation est de tous points semblable à celle de Pravaz.

Elle est munie d'une canule à pas de vis extérieur, pour s'adapter à une des extrémités de la tige.

Guyon recommande de se servir de seringues dont le piston est mû par des tours de vis successifs, afin de pouvoir doser d'une façon très exacte la quantité de liquide que l'on instille. On sait d'ailleurs que chaque tour du piston fait sourdre une goutte de la solution à injecter.

MANOEUVRE OPÉRATOIRE. — La position du malade et du chirurgien sont décrites dans tous les ouvrages qui traitent du cathétérisme. Il est donc inutile d'insister sur ces détails. La seringue préalablement remplie de la solution à instiller est vissée sur la tige et tenue, soit par un aide, soit par l'explorateur lui-même à sa boutonnière ou à sa bouche.

Puis l'instrument est amorcé, c'est-à dire que l'on donne des tours de vis au piston jusqu'à ce qu'une goutte de la solution vienne sourdre à l'extrémité de l'olive perforée.

L'explorateur, bien huilé, est présenté de la main droite au méat urinaire, dont les deux lèvres sont écartées par deux doigts de la main gauche qui tient la verge, et introduit dans le canal par un mouvement de rotation. On le fait ensuite progresser lentement en portant une extrême attention aux sensations que la boule fait éprouver au malade et à la main du chirurgien.

Aussitôt que le cathéter arrive au niveau de la région membraneuse, il éprouve un moment d'arrêt. La main du chirurgien sent l'obstacle, et le malade, qui n'a pas souffert jusque-là, éprouve à ce moment une vive douleur. Ce phénomène est dû à la contraction du sphincter membraneux.

Il faut bien se garder d'exercer une pression quelconque pour faire

. progresser le cathéter. Il suffit de tenir l'instrument quelques instants au contact de cet arrêt. Le spasme cède bientôt et le cathéter pénètre plus avant. Pendant un instant très court, il est pressé de tous côtés par le sphincter membraneux et on éprouve une sensation de plein mur. La région membraneuse dépassée, l'olive redevient libre (la main du chirurgien le sent parfaitement) et le malade éprouve à ce moment une douleur plus ou moins vive selon le cas et des envies d'uriner. C'est le moment de s'arrêter et de faire l'instillation : on se trouve en effet au commencement de la région prostatique.

Il peut se faire que toutes les sensations que nous venons de décrire ne soient pas perçues nettement par le chirurgien ou le malade. Dans ce cas, M. le professeur agrégé Tédenat conseille de pousser l'instrument jusqu'à la vessie.

On retire lentement l'explorateur jusqu'à ce que le talon de l'olive vienne, vu son volume, buter et s'arrêter un instant au niveau du sphincter membraneux. C'est à ce moment que l'on instille.

EFFETS IMMÉDIATS DES INSTILLATIONS. — Ces effets sont divers. En général, la douleur ressentie par le malade tout de suite après l'instillation est très vive et va en augmentant d'intensité, pour décroître ensuite progresssivement. Son siège et ses irradiations sont les mêmes que ceux de la douleur de la cystite. Il se manifeste en même temps un puissant besoin d'uriner qui se renouvelle fréquemment, et le malade est obligé d'y céder sur-le-champ. Les mictions sont accompagnées d'un sentiment de brûlure dans la partie cautérisée. Sur 16 mictions dans les vingt-quatre heures, un de nos malades urina 12 fois pendant l'heure qui suivit l'instillation (Obs. III).

Chez d'autres malades, les phénomènes douloureux sont moins prononcés. Ils éprouvent un sentiment de cuisson, de démangeaison à la région périnéale et derrière le pubis. D'autres même ressentent du bien-être et une sensation d'agréable fraîcheur, ainsi que nous l'avons observé chez un de nos malades (Obs. II). Quelques-uns enfin restent indifférents dès la première instillation.

Action du nitrate d'argent. — Pour Désormaux et d'autres auteurs, son action se bornerait à cautériser simplement les ulcérations produites par l'inflammation blennorrhagique.

Lallemand le considère surtout comme un modificateur puissant.

« Il pense que, l'altération étant ancienne et comme indélébile, le tissu affecté jouissant en quelque sorte d'une organisation nouvelle, il est impossible d'espérer la résolution complète et permanente d'un engouement capillaire entretenu pendant des années, autrement que par une action directe, énergique, profonde, qui laisse après elle un changement durable, détruise une sensibilité dépravée et modifie enfin la vitalité. Le nitrate d'argent lui paraît le seul agent dont on puisse attendre ce résultat [1]. »

Lallemand le considère donc comme un puissant modificateur de l'inflammation blennorrhagique chronique.

La vérité est qu'il agit à la fois comme caustique local et modificateur.

Titre de la solution. — Guyon s'est servi des solutions au 100me, au 50me, mais il a le soin d'ajouter qu'on peut, selon les circonstances, augmenter ou diminuer le titre des solutions. Nous avons généralement employé des solutions au 35me.

Avant de poser les conclusions de notre travail nous voulons dire quelques mots rapides sur les autres modes de traitement employés contre la cystite du col.

On a préconisé à la première période les antiphlogistiques, sangsues au périnée, cataplasmes laudanisés, bains de siège.

Le copahu, préconisé par Hunter, Baizeau et Rollet, qui le considèrent comme l'agent thérapeutique par excellence, fut plus tard rejeté par Ricord et Vidal de Cassis, qui l'accusèrent d'augmenter l'inflammation.

Diday (de Lyon [2]) pense qu'il faut avant tout corriger les urines en donnant des boissons délayantes. Nous avons donné à nos malades un litre d'une tisane contenant : uva ursi et houblon, diurétique, et 2 gram.

---

[1] Lallemand ; *loc. cit.*
[2] Thérapeutique des maladies vénériennes et cutanées.

de benzoate de soude, qui est le correcteur par excellence des urines pathologiques.

Diday conseille en outre les révulsifs, les narcotiques, qu'il considère comme ayant une action toujours utile, jamais nuisible.

Les balsamiques sont d'un emploi commun, et celui que l'on préfère est la térébenthine.

Tous ces moyens thérapeutiques nous paraissent insuffisants dans les cas qui nous occupent. On peut bien produire ainsi une amélioration considérable et même une guérison. Mais la maladie se reproduit habituellement, car on laisse subsister toujours la cause de la cystite, et cette inflammation chronique doit être traitée, comme le dit si bien Lallemand, par un moyen direct, énergique, profond, laissant après lui un changement durable.

De tous les moyens de traitement, les instillations au nitrate d'argent sont l'agent thérapeutique qui nous paraisse remplir au mieux cette indication.

Nous citons ici l'observation d'un malade qui avait subi déjà deux traitements : l'un par le lait, l'autre par le bromure de lithium et les balsamiques. La douleur avait été calmée, mais ses mictions étaient restées nombreuses.

Les instillations au nitrate d'argent l'ont complètement guéri de sa cystite et de sa blennorrhée.

OBSERVATION IV.

Cystite blennorrhagique du col — Guérison.
(Observation personnelle.)

Fontés (Félix), sapeur au 2ᵉ génie, 22 ans, agent-voyer; entré à l'hôpital salle Lallemand, nᵒ 7, le 13 juin 1884, avec tous les symptômes d'une cystite.

Antécédents héréditaires: Père, 46 ans, rhumatisant. Mère asthmatique. Frère, 15 ans, a eu pendant quelque temps des mictions fréquentes et de l'hématurie à la fin de la miction.

Antécédents personnels : Tempérament lymphatique. Jamais malade avant 1882. En juillet de cette année, blennorrhagie de faible intensité, qu'il néglige;

4 mois de durée. En décembre 1883, il entre à l'hôpital pour une cystite. La maladie s'était développée lentement et progressivement. D'abord, mictions de plus en plus fréquentes ; puis, urines troubles avec dépôts muco-purulents et quelques gouttes de sang à la fin de la miction. Le malade a expulsé quelques caillots sanguins, toujours à propos de la miction. A ce moment, épreintes douloureuses. En outre, douleur périnéale et à l'extrémité du gland.

Sous l'influence du régime lacté, amélioration considérable de la maladie ; mais les mictions fréquentes persistent.

Le malade avait peu d'appétit ; digestions pénibles ; humeur chagrine.

Pendant sa convalescence, les accidents reparaissent avec la même intensité qu'à l'hôpital Saint-Éloi, bien qu'il eût évité toute fatigue et les excès de toute sorte. Il ressent une violente douleur derrière le pubis, avec irradiation au périnée. — 20 à 30 mictions dans la journée. Urines muco-purulentes légèrement teintées de sang. Traitement par bromure de lithium et benzoate de soude. Douleurs disparaissent, mais encore de 8 à 10 mictions par jour.

Il arrive enfin à l'hôpital, urinant en moyenne deux fois par heure avec peu de douleur. Urines sanguinolentes avec dépôts muqueux. Le malade a remarqué que c'est surtout à la fin de la miction que la douleur est très vive et que le sang est toujours expulsé à ce moment. Douleur rectale quand il va à la selle, due à un certain degré de congestion prostatique.

14 juin. 28 mictions; instillation au 1/35 très bien supportée, sans douleur au moment de l'instillation. Mais le malade a éprouvé une douleur de moyenne intensité, une heure environ après l'instillation (4 ou 5 mictions consécutives). Douleur et besoins d'uriner ont été apaisés peu à peu.

15. 23 mictions; instillation.

16. 22 mictions.

17. 16 mictions, sans douleur.

18. 14 mictions, sans douleur; instillation.

19. 10 mictions, même état.

20. 14 mictions, toujours sans douleur.

21. 7 mictions,   —

22. 9 mictions,   —

23-24. 8 mictions,   —

15. 11 mictions, légère douleur à l'anus pendant la défécation ; suppositoire ; instillation.

26, 27, 28, 29. 7 mictions, sans aucune douleur.

30. 6 mictions,   —

1er juillet. 5 mictions,   —

2. 3 mictions, sans aucune douleur.

3. 3 mictions,   —

4. 3 mictions,   —

Quelques jours après, le malade est envoyé en convalescence, complètement guéri de sa cystite et de son écoulement.

Dans cette observation, nous remarquons :

1° Que la maladie, au lieu de se déclarer brusquement, se développe lentement, entretenue dans sa marche progressive par l'uréthrite chronique postérieure.

2° Deux traitements antérieurs ont bien diminué les douleurs, mais n'ont pas débarrassé le malade de ses mictions nombreuses. Seule, l'instillation au nitrate d'argent a complètement guéri, et au bout de peu de jours une cystite chronique, qui avait été longtemps rebelle à tous les autres moyens de traitement.

Nous allons citer une autre observation de cystite dans laquelle le traitement par les instillations de solutions argentiques amena une guérison complète au bout de douze jours.

OBSERVATION V.

Cystite blennorrhagique du col. — Guérison.
(Observation personnelle.)

Igonet (François), cultivateur, 40 ans, de robuste constitution ; entré le 15 avril 1884, salle Saint-Éloi, n° 36.

Aucun antécédent héréditaire.

Antécédents personnels: 1° variole à 12 ans; 2° fièvres intermittentes à 22 ans, à Toulon. Guéri après 20 jours de traitement.

En mai 1883, blennorrhagie de moyenne intensité. — Diurétiques ; lotions à l'eau blanche ; injections d'eau froide. Le malade dit avoir été guéri d'une façon incomplète.

Il voit tous les matins une goutte blanchâtre sortir du canal.

Vers le 2 ou 3 janvier 1884, début de la maladie actuelle, que le malade attribue à des excès de tout genre, auxquels il s'était livré deux jours auparavant.

Maladie annoncée par douleur cuisante, localisée derrière le pubis et s'irra-

diant au périnée et à l'extrémité de la verge , immédiatement après la miction.
Fréquents besoins d'uriner, surtout quand il se livre à un travail pénible (il est
cultivateur). La douleur est très vive à la fin de la miction, qui est suivie d'hématurie très peu abondante. Sensation pénible de pesanteur du côté des bourses.

Le doigt introduit dans le rectum sent très nettement la prostate, et la pression sur cette glande est douloureuse. La sonde exploratrice de Guyon, n° 17,
introduite dans le canal, fait sentir un léger rétrécissement au niveau de la
région membraneuse, et ramène un peu de pus de la région prostatique. Les
urines présentent au milieu du vase un nuage floconneux formé par du muco-
pus.

Selles douloureuses.

Méat étroit. Nous l'avons déjà constaté chez le malade de notre Obs. III.

16 avril. 20 mictions douloureuses; instillation au 1/35 a produit une sensation
de prurit au périnée.— Tisane avec *Uva ursi*, *lupulus*, áá 20 gram., benzoate de
soude 3 gram.; suppositoire avec parties égales d'extrait thébaïque et de belladone.

17. 11 mictions, douleurs diminuées.

18. 10 mictions; instillation bien supportée ; douleur rectale ; suppositoire.

19. 7 mictions, sans douleurs; ténesme rectal diminué.

20. 11 mictions, non douloureuses ; instillation ; légère douleur après l'instillation, dure peu.

21. 6 mictions, plus de douleurs, ni pendant la miction ni pendant la défécation.

22. 7 mictions, même état persiste.

23-24. 6 mictions, douleurs n'ont pas reparu.

25. 4 mictions.

26. 3 mictions.

27-28. 3 mictions. — Le malade demande sa sortie. Il est guéri.

Nous nous faisons un devoir de mentionner deux moyens adjuvants de
traitement que nous avons vu employer pour la première fois par M. le
professeur agrégé Tédenat.

L'un est un révulsif, l'autre nous a paru un puissant sédatif.

Le révulsif dont nous nous sommes servi est une solution composée de
parties égales d'alcool et d'acide phénique cristallisé, que l'on passe sur le
périnée des malades avec le pinceau.

L'autre moyen consiste à porter le froid sur le col même de la vessie avec l'instrument auquel M. Winternitz (de Vienne) a donné en 1881 le nom de psychrophore. C'est une sonde à double courant, sans ouverture à l'extrémité vésicale, dans laquelle on fait circuler de l'eau refroidie au moyen de la glace.

M. Tédenat, qui l'emploie depuis 1879 comme sédatif puissant de l'hyperesthésie génitale, en a obtenu d'excellents résultats dans le tachyspermatisme.

CONCLUSIONS.

Dans le cours de ce travail, nous avons cherché à établir plusieurs faits que nous allons résumer ici.

L'uréthrite blennorrhagique, à l'état chronique, se localise spécialement dans la région prostatique ; de là elle peut, sous l'influence de causes diverses et suivant la prédisposition individuelle, gagner les divers organes qui viennent aboutir au col anatomique de la vessie.

Quand elle se propage à cette dernière région, elle y reste généralement localisée et produit la cystite du col.

Le traitement ordinaire de la cystite donne de moins bons résultats que les instillations de solutions argentiques.

Ces dernières, en effet, sont non seulement un sédatif prompt et énergique, mais elles font très vite cesser la fréquence des mictions. Il n'est pas besoin de les répéter trop longtemps. Trois ou quatre suffisent en général.

Une seule a souvent donné les résultats les plus heureux, et c'est surtout dans les cas de cystite aiguë (Obs. iv).

Le meilleur instrument pour faire ces instillations est l'explorateur de Guyon à boule olivaire percée, auquel on adapte une seringue compte-gouttes de Pravaz.

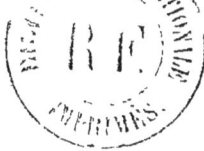